# HUITRES

ET

# Fièvre Typhoïde

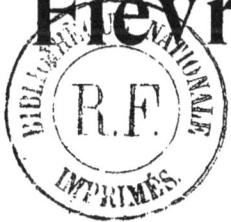

PAR

## le Docteur VIGOT

MEMBRE DE L'ACADÉMIE DES SCIENCES, ARTS ET BELLES-LETTRES
DE CAEN,

MEMBRE DU CONSEIL DÉPARTEMENTAL D'HYGIÈNE.

———•○•———

CAEN

HENRI DELESQUES, IMPRIMEUR-ÉDITEUR

RUE FROIDE, 2 et 4

—

1904

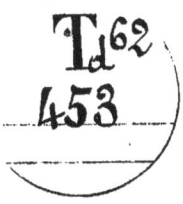

# HUITRES

## ET

# Fièvre Typhoïde

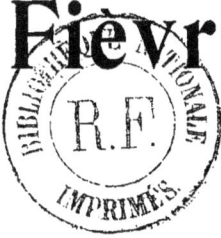

PAR

## le Docteur VIGOT

MEMBRE DE L'ACADÉMIE DES SCIENCES, ARTS ET BELLES-LETTRES
DE CAEN,
MEMBRE DU CONSEIL DÉPARTEMENTAL D'HYGIÈNE.

———•O•———

CAEN

HENRI DELESQUES, IMPRIMEUR-ÉDITEUR

RUE FROIDE, 2 et 4

1904

# HUITRES

## ET

# FIÈVRE TYPHOÏDE

———

Il y a une dizaine d'années, on crut trouver dans l'ingestion des huîtres la cause de certains cas de fièvre typhoïde.

En 1894, Conn relate une épidémie de fièvre typhoïde à l'Université de Wesleyan, épidémie occasionnée par des huîtres contaminées.

En 1895, M. Wilson, de Florence, signale trois cas de fièvre typhoïde occasionnés par des huîtres venant de Naples.

En même temps, M. Broadbent signale une série de cas de fièvre typhoïde dans la classe riche de Londres. L'année suivante, M. Chantemesse relate à l'Académie de médecine deux cas de fièvre typhoïde et des troubles gastro-intestinaux survenus dans une même famille à la suite d'ingestion d'huîtres fraîches.

Les observations se succèdent en France, en Angleterre, en Amérique, en Italie, en Turquie.

Au début, on n'y prit pas garde, mais bientôt on s'inclina devant des observations multipliées qui donnaient, après une enquête rigoureuse, la preuve de la nocuité des huîtres.

L'année dernière, la presse politique, — elle touche à tout, — s'empara de cette question et nous avons failli avoir une question des huîtres et de la fièvre typhoïde.

Après cette campagne de presse, Courseulles a vu sa vente diminuer de moitié.

Dans cette étude, nous allons passer en revue les troubles occasionnés par les huîtres, les conditions de contamination des huîtres, la contamination des parcs et enfin l'hygiène des parcs.

L'importance de cette étude est double : importance au point de vue de l'hygiène, importance au point de vue industriel. L'hygiène doit venir au secours de l'ostréiculture et l'aider à sauvegarder ses intérêts.

---

## CHAPITRE I<sup>er</sup>

### § I. — *Troubles occasionnés par des mollusques autres que les huîtres.*

Ce travail vise surtout les rapports des huîtres et de la fièvre typhoïde ; malgré cela nous devons parler brièvement des autres mollusques.

Dans les accidents que nous allons signaler, il est

bien entendu que nous n'étudions que l'ingestion de mollusques frais et non avariés.

*Mollusques autres que les huîtres.*

*a*) MOULES. — Il est de notion vulgaire que l'ingestion des moules occasionne des troubles gastro-intestinaux avec de l'urticaire. Chose bizarre, souvent une seule personne, parmi celles qui ont mangé des mollusques, présente des accidents légers d'empoisonnement. On dit alors que cela tient à une prédisposition individuelle, une idiosyncrasie. Mais parfois des accidents très graves se produisent chez toutes les personnes ayant ingéré ces mollusques : accidents nerveux, lourdeur de tête, démangeaisons, parole difficile, puis affaissement progressif, algidité et souvent la mort.

Un exemple type de ces accidents nous est fourni par l'épidémie de Wilhelmshaven, rapportée par Virchow à la Société de médecine de Berlin, en 1885 :

Deux navires, venant dans le port de radoub de Wilhelmshaven, avaient leurs flancs tapissés de moules. Des ouvriers les enlevèrent ; dix-neuf personnes en mangèrent et toutes furent malades ; — quatre en moururent. On incrimina à tort la présence du cuivre. Brieger démontra dans le foie des mollusques la présence d'une ptomaïne, d'un alcaloïde toxique : la *mytilotoxine*.

On démontra aussi : 1° Que les moules n'étaient toxiques que dans le bassin de radoub ;

2° Que les étoiles de mer prises à cet endroit étaient toxiques ;

3° Que les moules, inoffensives dans l'avant-port, devenaient toxiques après un séjour assez court dans le bassin de radoub ;

4° Que les moules perdaient leur toxicité quand on les reportait dans la rade d'où elles venaient. Il nous suffit actuellement de savoir que l'eau où vivaient ces moules est l'origine première des accidents provoqués chez l'homme par l'ingestion des mollusques ; que seuls, les moules et les animaux sédentaires vivant dans ces eaux, présentaient la même toxicité ; que les moules inoffensives prélevées en d'autres points pouvaient, à volonté, être rendues toxiques par le séjour dans ces mêmes eaux, et que, inversement, la toxicité des moules pêchées dans ces eaux disparaissait lorsqu'on les faisait séjourner dans des eaux pures.

Cet ensemble de preuves nous démontre surabondamment ,l'influence excessive de l'eau dans laquelle vivent les moules sur la toxicité de ces mollusques et sur les accidents que leur consommation détermine chez l'homme (Mosny).

Ajoutons que l'eau de ce bassin était contaminée par un égout.

Les moules ont ainsi absorbé l'agent infectieux ou toxique et l'ont transformé en ptomaïnes qui, à haute dose, ont provoqué des accidents graves, parfois mortels.

*b*) Flions, coques. — Les accidents occasionnés par les flions sont exceptionnels. Nous n'en avons jamais observé, et il en a été de même chez tous les confrères auxquels nous en avons parlé.

Je trouverais volontiers l'explication de cette absence de nocuité dans le séjour différent de la moule et du flion. La moule recherche les rochers et souvent les fonds vaseux, tandis que le flion ne se rencontre que dans le sable fin et bien propre.

Les coques occasionnent également très rarement des troubles analogues à ceux causés par les moules. Cependant, M. Sacquépée vient d'incriminer les coques d'avoir provoqué un cas de fièvre typhoïde.

Les coques ne se rencontrent dans le sable que dans les endroits où coulent de petits ruisseaux d'eau douce venant de terre. Il est aisé de penser que cette eau peut être contaminée dans son trajet terrien et apporter avec elle un agent infectieux qui est absorbé par les mollusques.

Il faut, toutefois, remarquer que les coques sont rarement mangées crues. Elles sont habituellement cuites et ainsi tout danger de nocuité disparaît.

*c*) PATELLES, BIGORNEAUX, CLOVISSES. — M. Ramaroni nous a appris que ces mollusques occasionnent, à Bastia, la fièvre typhoïde. Ils proviennent de rochers voisins des bouches d'égout.

Remarquons encore que leur nocuité ne peut exister que dans le cas où ils sont mangés crus.

§ II. — *Troubles occasionnés par les huîtres.*

L'ingestion d'huîtres fraîches occasionne parfois des accidents.

La cause de ces accidents a été recherchée, dit M. Chatin, dans quatre conditions dont trois inhérentes à l'huître, la quatrième en dehors d'elle :

1° *Le Chromatisme.* — On a accusé à tort les huîtres vertes ou jaunes d'être nuisibles ; c'est leur couleur naturelle et c'est par millions qu'on les consomme sans accidents.

2° *Période de reproduction.* — On admet couramment, par analogie avec les accidents causés par certains poissons dont les œufs sont toxiques, que les huîtres sont nuisibles pendant la période de reproduction, pendant les mois sans *r*.

M. Grancher pense qu'il n'est pas démontré que les huîtres soient nuisibles à ce moment.

Pour lui, les accidents sur lesquels on s'est appuyé pour admettre la nocivité provenaient d'une altération due à une tout autre cause que le frai, et, ajoute-t-il, l'usage habituel que fait de ces mollusques la population des centres d'ostréiculture pendant la saison chaude, démontre la parfaite innocuité de cet aliment.

C'est donc un préjugé, mais un préjugé d'ailleurs utile, puisqu'il aide à assurer la conservation de l'espèce (Chatin).

D'ailleurs, le gouvernement français a, par décret du 30 mai 1889, abrogé le décret du 9 janvier 1882 qui interdisait la vente et le colportage des huîtres pour la consommation pendant la période du frai, du 15 juin au 1er septembre de chaque année.

3° *Les altérations tissulaires.* — Les huîtres présentent parfois des altérations de leur tissu ; elles

ont un aspect noirâtre, jaune d'ocre ou gris ver-
dâtre ; elles présentent alors une saveur fade, allia-
cée ou une odeur d'acide sulfhydrique. Les huîtres
présentant ces lésions ne sont pas absorbées, l'odo-
rat les ayant vite fait rejeter.

Certaines huîtres présentent une teinte gris ver-
dâtre qui tient à une altération de la glande diges-
tive, jadis décrite sous le nom de foie.

Il ne faut pas assimiler cette teinte au verdissement
de l'huître de Marennes. Cette dernière présente une
coloration normale, non pathologique, et par conséquent n'est pas nuisible.

Les deux premières causes précédentes : chromatisme, époque du frai, ne sont donc pas à invoquer
ni à incriminer. La troisième cause ne rentre pas
dans notre étude, nous n'envisageons que les mollusques frais, non malades.

Reste la quatrième cause qui, elle, est capitale.

4° Cette cause de nocivité est imputée aux *conditions* du *milieu* où *vit l'huître* : le sol et l'eau. Au
large, l'huître vit sur le fond du rocher, mais, dans
les parcs, elle vit sur un fond formé de sable et de
vase. La vase ne doit exhaler aucune mauvaise
odeur, autrement l'huître contracterait certaines
maladies qui la rendraient impropre à la consommation.

« L'eau dans laquelle vit l'huître demande à être
tout particulièrement surveillée au point de vue de
sa contamination possible. Là est le grand danger. Par sa sédentarité, en effet, l'huître se trouve
indéfiniment exposée aux mêmes contacts, aux

mêmes courants, aux mêmes causes de souillure »
(Chatin). Nous reviendrons plus loin sur ce point
très important quand nous parlerons des conditions
de contamination des huîtres.

Après avoir passé en revue les causes de la nocivité des huîtres, voyons quels sont les accidents
consécutifs à l'ingestion de ces mollusques.

### § III. — Accidents consécutifs à l'ingestion des huîtres.

M. Mosny, dans un travail très important (1),
auquel nous allons faire de larges emprunts,
groupe ces accidents en 5 catégories :

1° Accidents nerveux ;

2° Accidents gastro-intestinaux simples ;

3° Accidents dysentériformes ;

4° Accidents cholériques ;

5° Fièvre typhoïde.

Nous nous occuperons seulement de cette dernière catégorie.

Des faits probants sont venus attester que la fièvre typhoïde reconnaissait parfois comme cause
l'ingestion des huîtres. Ces faits ont été publiés en
Angleterre, en Amérique, en France, en Italie, en
Turquie.

On avait remarqué que, parmi les personnes d'une
même famille, celles seulement ayant mangé des

(1) Des maladies provoquées par l'ingestion des mollusques.
— Revue d'hygiène, 1899, n° 12 ; 1900, n°s 1 et 3.

huîtres quelques jours auparavant étaient atteintes de la fièvre typhoïde, tandis que les autres restaient indemnes.

Les recherches faites dans divers laboratoires sur la vitalité et le développement du bacille typhique dans l'eau de mer, dans l'eau contenue entre les valves de l'huître, ont confirmé la possibilité d'une telle origine de la fièvre typhoïde (Mosny). La fièvre typhoïde dans ses rapports avec les huîtres se rencontre à l'état d'isolement, à l'état d'épidémie et à l'état d'endémie.

1° Les cas isolés de fièvre typhoïde sont nombreux à la suite de l'ingestion des huîtres.

J'ai déjà mentionné les cas de M. Wilson, de Florence, en 1895; de M. Broadbent, à Londres; de M. Chantemesse, à Paris, en 1896 ; Manugenot, 1897.

Voici le résumé de l'observation de M. Chantemesse :

A Saint-André-de-Sangonis (Hérault), quatorze personnes mangent des huîtres venant de Cette (le 15 février 1896). Toutes ont été malades, tandis que les personnes de la famille qui n'en avaient pas mangé n'ont éprouvé aucun malaise. Les accidents ont porté sur l'estomac et l'intestin et, dans deux cas, ont évolué en fièvre typhoïde très grave. Ainsi donc, ajoute M. Chantemesse, le poison, absorbé le même jour et à la même dose sensiblement par diverses personnes, traduit ses effets suivant l'aptitude réactionnelle des individus. Les uns n'éprouvent que des douleurs stomacales, les autres des accidents intestinaux, les autres enfin subissent une véritable infection typhique. La période d'incubation est variable ; les troubles légers commencent quelques heures après le repas ; les phénomènes plus graves mettent quelques jours à éclore. La fièvre typhoïde peut attendre douze à vingt jours avant d'éclater.

Nous pouvons résumer l'histoire clinique et étiologique des faits isolés de fièvre typhoïde :

Des personnes d'une famille habitant dans une ville indemne de fièvre typhoïde absorbent des huîtres. Peu de temps après, de six à vingt-quatre heures après l'ingestion, toutes ou presque toutes les personnes ayant mangé des mollusques sont prises de troubles gastro-intestinaux, tandis que celles qui n'en ont pas mangé demeurent indemnes de tout malaise. Ces accidents légers disparaissent.

Puis, au bout de dix à vingt jours (chiffre normal de l'incubation de la fièvre typhoïde), chez une ou plusieurs personnes apparaît une fièvre typhoïde toujours *grave,* souvent mortelle.

Les troubles gastro-intestinaux du début se guérissent vite et ne laissent pas de traces ; ils précèdent souvent la fièvre typhoïde. Dans d'autres cas, celle-ci apparaît chez un individu qui est resté bien portant depuis l'ingestion des mollusques.

Dans tous les cas de fièvre typhoïde attribués à l'ingestion des huîtres, nous trouvons un caractère commun *d'extrême gravité* et une évolution très rapidement fatale.

Dans l'enquête étiologique, nous relevons dans chaque cas l'absence des causes habituelles de la fièvre typhoïde. On arrive à incriminer l'ingestion des huîtres, puisque toutes les personnes atteintes en ont fait usage, tandis que toutes celles qui n'en ont pas mangé demeurent indemnes.

2° *Épidémie de fièvre typhoïde.* — Dans les observations précédentes, l'origine ostréaire de la fièvre typhoïde n'est pas certaine, elle n'est que probable. La certitude de cette origine comporterait la constatation de la présence du bacille d'Eberth dans les huîtres provenant d'un même parc. Les huîtres de cette même origine provoqueraient ultérieurement la fièvre typhoïde chez des personnes qui en auraient mangé en même temps que l'on pratiquerait l'examen bactériologique. Ces conditions n'ont pas été rencontrées.

Mais nous avons, dans la relation qui nous est donnée par Conn d'une épidémie à l'Université de Wesleyan, une preuve positive, évidente de la réalité de l'origine ostréaire.

Cette observation est tellement importante qu'à l'exemple de M. Mosny nous allons la relater :

Le 20 octobre 1894, plusieurs étudiants de l'Université Wesleyan, de Middletown, furent pris d'un malaise léger, avec fièvre peu intense, auquel on n'attribua d'abord aucune importance. Mais bientôt le nombre des cas augmenta, quelques-uns s'aggravèrent, et, au bout d'une semaine, il fut évident qu'il s'agissait, pour quelques-uns d'entre eux, de la fièvre typhoïde. Le 1er novembre, onze jours après l'apparition des premiers cas, il y avait vingt étudiants atteints de fièvre typhoïde. Dès lors, les cas devinrent moins nombreux ; il y en eut deux nouveaux le 2 novem-

bre, un le 5 novembre et un dernier après le 9 novembre.
Il y avait, à cette époque, vingt-cinq cas de maladie fébrile,
parmi lesquels vingt-trois de fièvre typhoïde confirmée
dont dix furent bénins et treize graves ; il y eut quatre
décès.

L'un de ces cas de dothiénentérie fut intéressant : la
maladie débuta le 5 novembre par des phénomènes typhiques, mais sans fièvre ; le malade se rétablit complètement
au bout de quelques jours. Cet étudiant avait eu une fièvre
typhoïde grave trois ans auparavant.

La recherche minutieuse des causes de cette épidémie
ne permit pas d'incriminer l'eau d'alimentation. En effet,
tous les étudiants de l'Université et plusieurs personnes
de la ville, dont aucune ne fut malade, se servaient de
l'eau de deux puits situés dans le collège. L'analyse de
l'eau de ces deux puits montra certainement que l'une
d'elles n'était pas à l'abri de tout reproche, mais on ne
pouvait invoquer la contamination spécifique de ces puits,
puisque, depuis un grand nombre d'années, il n'y avait eu
aucun cas de fièvre typhoïde dans le collège, et qu'il n'y en
avait à cette époque aucun cas en ville. D'autre part, enfin,
plusieurs des étudiants malades n'avaient pas fait usage
de l'eau suspecte de ce puits.

L'enquête étiologique, négative en ce qui concerne le rôle
de l'eau potable, permit de trouver ailleurs la véritable
cause de cette épidémie.

Parmi les étudiants malades, les uns habitaient dans des
pensions d'étudiants, les autres en ville, mais tous les
malades faisaient partie de trois des sept associations des
étudiants de l'Université ; ces trois associations compre-
naient cent étudiants, parmi lesquels se trouvaient les vingt-
trois malades.

Les trois maisons occupées par ces trois associations
étaient d'ailleurs éloignées l'une de l'autre, et toutes trois

parfaitement salubres ; en outre, l'une d'elles ne servait que de lieu de réunion, les étudiants n'y logeaient pas. Ces trois maisons étaient alimentées par l'eau de la ville ; la glace qu'on y consommait était prise en ville ; ni le lait ni aucun autre des aliments ne purent davantage être incriminés.

Mais l'enquête apprit que, le 12 octobre, huit jours avant l'éclosion des premiers cas, les membres de chacune des associations s'étaient réunis en banquets.

Or, les membres des trois associations parmi lesquelles se trouvaient les malades mangèrent des huîtres provenant de chez le même marchand. Parmi les quatre autres associations, deux ne consommèrent pas d'huîtres ; une autre avait fait venir des huîtres de chez les marchands de Hartford qui les prenaient ailleurs que les marchands de Middletown ; la quatrième avait bien consommé des huîtres de même origine que celles mangées dans les trois associations atteintes, mais elle les avait mangées cuites.

Or, diverses familles de la ville, qui avaient mangé ces mêmes huîtres cuites, ne furent pas atteintes, tandis qu'il y eut un cas de fièvre typhoïde dans la seule famille de la ville qui les mangea crues.

Quelques-uns des étrangers invités à ces banquets des trois associations atteintes furent indemnes, mais il s'agissait alors de sujets âgés, dont plusieurs pourtant furent indisposés (frissons, diarrhée, faiblesse) ; il y eut d'ailleurs parmi eux quatre cas de fièvre typhoïde bénins, mais authentiques, diagnostiqués avant qu'on eût connaissance de l'épidémie du collège Wesleyan et qui survinrent en même temps.

De plus, cinq étudiants de Yale furent invités par ceux de Middletown ; deux eurent la fièvre typhoïde tardivement, dans la deuxième semaine de novembre, quatre semaines après le souper, mais en même temps que le dernier cas de l'Université Wesleyan. Il est vrai qu'il y avait alors à Yale deux cas. de fièvre typhoïde sans aucune relation avec les précédents ; aussi n'est-il que simplement probable que les deux cas survenus parmi les étudiants de Yale, invités par les étudiants de l'Université Wesleyan, soient dus à la même cause que ceux de Middletown.

Un seul cas de l'Université Wesleyan demeure inexpliqué : c'est celui d'un membre de la Faculté qui fut pris en même temps que les autres, sans avoir assisté au banquet ; tout, d'ailleurs, chez ce malade se borna à une fièvre légère qui, au bout de quelques jours, disparut sans laisser de traces. Aussi Conn pense-t-il qu'il ne s'agit pas là d'un cas de fièvre typhoïde qu'on n'aurait, du reste, certainement pas considéré comme tel s'il s'était montré isolé.

Conn poussa encore plus loin son enquête et chercha quelle était la provenance des huîtres incriminées. Il apprit qu'elles venaient de Fair-Haven (Connecticut) : elles avaient été prises en eau profonde, dans le détroit de Long-Island, et avaient été mises à dégorger pendant un à deux jours avant leur vente dans un parc situé à l'embouchure de la rivière Quinnipiac. A 250 ou 300 yards de ce parc se déverse, sur le banc de la rivière, un égout privé dont les eaux, au moment du flot, sont portées par le remous vers les parcs. Cet égout privé dessert une maison dans laquelle il y avait alors deux cas graves de fièvre typhoïde : la mère mourut ; sa fille entra en convalescence après cinq semaines de maladie. Ces deux malades étaient atteintes au moment où les huîtres prises dans le parc contaminé furent expédiées à Middletown ; leurs déjections avaient donc évidemment pu contaminer les parcs, d'autant plus qu'elles avaient été jetées dans l'égout sans désinfection préalable.

Le docteur Ch. J. Foote, de l'École de médecine de Yale, a pu constater que le bacille typhique, mis expérimentalement dans des huîtres prises dans ce parc, s'y trouvait encore vivant et végétable au bout de quarante-huit heures, aussi longtemps par conséquent que durait le transport de ces huîtres de Yale à Middletown et leur vente aux consommateurs.

On voit en résumé avec quelle précision Conn a établi que l'ingestion d'huîtres contaminées a seule pu provoquer l'éclosion des cas de fièvre typhoïde qu'il a observés, et avec quel soin et quelle rigueur il a démontré la contamination de ces huîtres et en a révélé l'origine.

C'est pourquoi j'insiste sur l'importance capitale de cette observation que je considère comme la seule preuve indiscutable de la possibilité de la propagation de la fièvre typhoïde par l'ingestion d'huîtres immergées dans des eaux contaminées par des égouts recevant des injections typhiques.

3° *Endémie de la fièvre typhoïde dans certaines villes.* — Comme l'origine ostréaire de la fièvre typhoïde est bien démontrée, on a pensé que, dans certaines villes possédant des parcs à huîtres contaminés, l'usage habituel de ces mollusques pouvait expliquer l'endémicité de la fièvre.

Nous n'avons aucune démonstration rigoureuse pour admettre cette cause.

Cette démonstration consisterait en deux choses :

La persistance de la fièvre typhoïde malgré l'adduction, dans ces villes, d'une eau irréprochable, et, inversement, la disparition de la fièvre typhoïde à la suite du déplacement des parcs contaminés ou suspects et leur transfert en des endroits non souillés du littoral.

Et encore faudrait-il que les huîtres venant d'un parc sain ne soient pas, chez les marchands au détail, lavées avec de l'eau d'un ruisseau ou de l'eau puisée dans un port.

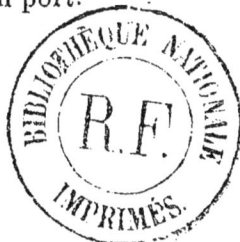

2

Comme nous n'avons pas cette double preuve, nous admettons comme très vraisemblable, très probable la réalité de l'origine ostréaire pour bon nombre de cas de fièvres typhoïdes observées dans des ports du Midi (Toulon, Naples).

## § IV. — *Pathogénie des accidents occasionnés par les huîtres.*

Dans toutes les enquêtes bien menées au sujet de la nocivité des huîtres, on a toujours trouvé que ces mollusques provenaient d'endroits notoirement contaminés.

Il n'y a plus, dès lors, dit M. Mosny, que deux explications possibles de l'origine des accidents provoqués par l'ingestion de ces mollusques :

1º Ou bien il s'agit d'un empoisonnement déterminé par la présence d'une toxine, soit dans le corps même du mollusque, soit dans l'eau comprise entre les valves de sa coquille — la toxine pouvant alors provenir du milieu ambiant où vit le mollusque et où elle serait préformée, ou bien pouvant être élaborée par le mollusque lui-même, s'accumulant dans ses organes et dans l'eau qui le baigne à l'intérieur de sa coquille.

2º Ou bien il s'agit d'une infection déterminée par des microbes séjournant dans le corps des mollusques ou dans l'eau qui les baigne et provenant, en tous cas, des eaux souillées où vivaient ces mollusques. Le mollusque ne serait alors que le véhicule inerte de l'agent infectieux.

Intoxication ou infection, telles sont, en résumé, les deux explications possibles des accidents provoqués par l'ingestion des mollusques ; entre elles, il faut choisir ou bien faire le départ des cas qu'il convient d'attribuer à l'une ou à l'autre origine.

*a*) INTOXICATION. — Les accidents d'origine toxique sont précoces et surviennent rapidement après l'ingestion des mollusques. La période d'incubation est courte. M. Mosny n'accorde aucune valeur à cet argument. L'inoculation expérimentale de poisons microbiens, de toxines fabriquées par les microbes n'est pas suivie immédiatement d'accidents morbides. Il y a une période d'incubation qui sépare l'inoculation du moment de l'apparition des manifestations morbides. D'autre part, *certaines infections massives* provoquées par les microbes eux-mêmes ne présentent pas d'incubation.

Seule, l'épidémie de Wilhelshaven (moules) rentre franchement dans la catégorie d'intoxication. Les autres accidents relèvent de l'infection.

*b*) INFECTION. — L'ingestion des huîtres provoque des accidents gastro-intestinaux et la fièvre typhoïde. L'agent d'infection varie et variable aussi est l'infection. Tant vaut le microbe, tant vaut l'infection. Une enquête étiologique bien faite a toujours démontré que les huîtres responsables de l'infection provenaient de parcs notoirement contaminés par des eaux d'égout.

# CHAPITRE II

## CONDITIONS DE LA CONTAMINATION DES HUITRES

La grande cause de contamination des huîtres est la contamination des parcs. Nous devons démontrer d'abord comment se contaminent les huîtres ; ensuite, nous étudierons la contamination des parcs. Il en découle naturellement que l'huître contaminée viendra à son tour infecter la personne qui l'a ingérée.

En résumé, nous voyons les étapes successives : premièrement, l'infection des parcs ; en second lieu, la contamination de l'huître et, enfin, l'infection de la personne qui l'a ingérée.

—

## CONTAMINATION DES HUITRES

La démonstration de l'origine ostréaire de certaines maladies repose sur deux ordres de faits :

1° Il faut trouver dans l'huître l'agent pathogène ;

2° Les microbes introduits artificiellement entre les valves du mollusque peuvent-ils y vivre longtemps ?

### § I. — *L'huître contient-elle des microbes pathogènes ?*

La recherche bactériologique a révélé dans le corps de l'huître et dans l'eau retenue entre ses valves la présence de microbes pathogènes pour l'homme : bacille typhique, colibacille, vibrions de choléra.

*a*) LE BACILLE DE LA FIÈVRE TYPHOIDE a été trouvé deux fois par R. Boyce et par Klein.

Le bacille d'Eberth a été rencontré par M. Sacquépée (de Rennes) dans des huîtres provenant de Lorient. Le bacille a été rencontré dans le *corps de l'huître*, préalablement lavé à l'eau distillée de manière à écarter autant que possible les microbes provenant de l'eau de mer.

La présence du bacille d'Eberth dans l'huître suffit à démontrer la probabilité de l'origine ostréaire de la fièvre typhoïde. Elle démontre aussi le danger que présente l'ingestion des huîtres.

Nous pouvons dire, avec M. Sacquépée, qu' « on ne saurait à cet égard partager l'opinion de M. Mosny, aux yeux de qui pareille démonstration est une « preuve à laquelle on aurait tort d'attacher trop d'importance ». A l'heure actuelle, aucun aliment renfermant le bacille typhique ne saurait être livré à la consommation ».

*b*) COLIBACILLE. — Le colibacille a été trouvé par beaucoup d'auteurs et sur des huîtres de toutes provenances. M. Chantemesse considère sa présence comme l'indice d'une contamination fécale. Klein est du même avis. Pour cet auteur, la présence du colibacille prouve la contamination par des eaux d'égout. M. Mosny n'est pas aussi affirmatif.

La présence du colibacille dans des huîtres ne doit donc pas les faire rejeter formellement de l'alimentation, elle ne doit pas entraîner non plus la suppression des parcs d'où elles proviennent; mais elle doit pourtant entraîner la suspicion et provoquer des améliorations dans l'aménagement et des mesures sévères de protection de ces parcs (Mosny).

Le colibacille a été rencontré dans les huîtres par M. Remlinger, de Constantinople. Contrairement aux expériences de M. Sacquépée, la recherche bactériologique a porté sur l'eau de l'huître. Le colibacille a été trouvé dans tous les échantillons sans exception.

En Turquie il n'existe pas de parcs à huîtres.

Constantinople est, on le sait, de toutes parts, pour ainsi dire, entourée par l'eau. Cette eau, qui reçoit les immondices d'une population de près de deux millions d'habitants, est extrêmement riche en matière organique. Elle constitue le mélange d'eau de mer, d'eau douce et d'eau d'égouts, considéré par les ostréiculteurs comme le milieu idéal pour le rapide accroissement de l'huître. Celle-ci, dès lors, n'a nullement besoin d'être élevée en parc. Les rives du Bosphore, de la Marmara et de la Corne d'Or forment autant de parcs naturels où les huîtres abondent malgré la pêche active qui en est faite... Tout serait pour le mieux, si elles ne baignaient dans un milieu notoirement souillé, et s'il n'était surabondamment prouvé que c'est de ce côté, et de ce côté seul, qu'il faut chercher la genèse des accidents causés par les huîtres (Remlinger).

M. Chantemesse, M. Remlinger ont mentionné des accidents gastro-intestinaux survenant rapidement après l'ingestion des huîtres. Je rattacherais volontiers la cause de ces accidents à la présence du colibacille.

*c*) Un vibrion, analogue à celui du choléra, a été trouvé par Lustig dans le corps des moules.

*d*) Le microbe *proteus vulgaris* a été rencontré dans nombre d'échantillons provenant de parcs contaminés (Lorient, Toulon).

C'est l'agent ordinaire de la putréfaction.

§ II. — *Les microbes pathogènes peuvent-ils vivre quelque temps dans l'huître et garder leur virulence ?*

L'expérimentation a répondu par l'affirmative.

*a*) BACILLE TYPHIQUE. — M. Chantemesse place des huîtres dans une eau de mer contaminée par des déjections ou des cultures de bacilles typhiques. Ces huîtres, contenant déjà des colibacilles, sont maintenues closes pendant *vingt-quatre heures* (temps du voyage) et, à ce moment, on retrouve le bacille typhique et le colibacille.

Foote trouve que le bacille d'Eberth des huîtres immergées de l'eau de mer contaminée survit pendant trente jours dans le corps du mollusque et au delà dans l'intestin.

Klein constate que le bacille typhique se retrouve *vivant, végétable* et *virulent* au bout de vingt et un jours dans des huîtres de provenances et d'espèces diverses immergées dans de l'eau de mer contaminée.

R. Boyce fait disparaître le bacille typhique dans

un laps de temps de un à sept jours, en plaçant des huîtres infectées dans un courant d'eau de mer pure.

C'est cette expérience qui a servi de base au vœu exprimé par l'Académie de médecine.

Les huîtres peuvent donc conserver vivants et virulents les bacilles de la fièvre typhoïde. Ces huîtres sont donc nocives, qu'elles soient consommées immédiatement ou plusieurs heures après.

b) Des expériences analogues ont été faites par de Giaxa et Klein sur la durée de survie du *vibrion cholérique* des huîtres immergées dans de l'eau de mer artificiellement contaminée. Les résultats sont identiques. Le vibrion du choléra reste vivant et virulent pendant plusieurs jours.

De tout ce qui précède, nous pouvons d'abord conclure que les huîtres provoquent des accidents gastro-intestinaux se rapprochant de la dyssenterie et du choléra et provoquant la fièvre typhoïde elle-même.

Les enquêtes bien menées nous démontrent l'ingestion des huîtres comme cause probable.

Les accidents revêtent deux formes : une forme toxique, et une forme infectieuse de beaucoup la plus fréquente.

Que ce soit toxicité ou infection, l'huître n'est nocive que par l'emprunt qu'elle a fait de toxines ou de microbes au milieu dans lequel elle vit. Le mollusque, de quelque espèce qu'il soit et dans n'importe quel endroit, n'intervient donc que comme véhicule de toxines et de microbes.

Tel microbe donnera telle maladie, tel autre donnera telle autre maladie.

Le colibacille est responsable des accidents gastro-intestinaux (diarrhée).

Le vibrion cholérique est responsable du choléra.

Le bacille d'Eberth donnera la fièvre typhoïde.

Ces microbes, mis artificiellement en contact avec les huîtres, restent vivants, végétables et virulents, et cela, chose capitale, pendant un temps supérieur à celui qui s'écoule entre leur sortie des parcs et le moment où elles sont consommées.

En dernier terme, l'huître peut être nocive par une contamination venue du dehors.

Passons en revue les conditions de cette contamination :

Une cause de contamination des huîtres que nous devons signaler est la suivante : Les marchands d'huîtres laissent séjourner leurs paniers dans l'eau des ports qui sont tous infectés, lorsque la vente ne se fait pas immédiatement. L'huître s'entr'ouvre et baigne dans une eau contaminée.

Les huîtres placées au fond du panier, écrasées par le poids des couches supérieures, ne peuvent s'ouvrir et restent saines. Mais il ne faut pas trop s'y fier.

Les huîtres de Constantinople sont contaminées par la Corne d'Or. La contamination se continue chez le marchand. Celui-ci, recevant les huîtres couvertes de sable, parfois de boue, lave les mollusques avec l'eau de mer recueillie à proximité. Cette eau provient d'une crique où se déversent les égouts et où l'eau n'est renouvelée par aucun courant (Remlinger).

# CHAPITRE III

## CONDITIONS DE LA CONTAMINATION DES PARCS

Les ostréiculteurs nous apprennent qu'on ne réussit bien à engraisser les huîtres que dans un mélange d'eau de mer et d'eau douce.

Je ne sais jusqu'à quel point cela est vrai.

A Courseulles, la majeure partie des parcs est située sur la rive droite de l'avant-port. Ils sont en face de l'embouchure de la Seulles ; mais l'eau n'entre dans ces parcs qu'à mer haute, alors que l'eau douce est refoulée vers sa source. La teneur en eau douce doit donc être bien minime.

A Ouistreham, les parcs sont à côté de la jetée ouest. L'Orne débouche à 100 mètres plus bas de l'autre côté de la jetée est. L'eau douce doit également ment entrer pour une très minime partie dans le parc. Toutefois, nous savons que les huîtres pêchées sur des rochers qui ne découvrent qu'aux marées d'équinoxe n'ont pas le même goût, ne sont pas aussi grasses que celles provenant des parcs.

Les parcs à huîtres sont placés, pour la plupart, à l'embouchure des fleuves et des rivières, de façon à obtenir facilement le mélange recherché d'eau douce et d'eau de mer.

Les recherches de la contamination des parcs se réduisent donc à trouver comment les eaux elles-mêmes sont contaminées : l'eau de mer et l'eau douce.

## § I. — *Eau de mer.*

Les microbes se rencontrent-ils dans l'eau de mer et peuvent-ils vivre dans ce milieu ?

*a*) On n'a pas trouvé le bacille typhique dans l'eau de mer, mais on y a trouvé des vibrions analogues à celui du choléra, le colibacille et le proteus vulgaris.

Le bacille typhique a été rencontré dans les huîtres ; il peut donc exister dans l'eau de mer et il doit même y exister pour devenir l'hôte des huîtres. D'ailleurs l'expérimentation va nous renseigner complètement.

*b*) L'eau de mer *stérilisée* est un mauvais milieu de culture du bacille typhique qui y disparaît au bout de 24 heures, à la température ordinaire (Cassedebat) — au bout de 10 à 12 jours (de Giaxa).

En se rapprochant des conditions naturelles et en ensemençant le bacille typhique dans l'eau de mer ordinaire, de Giaxa remarque qu'il survit longtemps. Cependant deux conditions sont requises : l'eau de mer doit être relativement pure et ne contenir en excès ni eaux d'égouts ni microbes saprophites. Voilà un fait paradoxal au premier abord. Le bacille typhique vient des déjections typhiques, mais il ne vit et ne se multiplie que s'il n'est pas gêné par des voisins turbulents. Si ces derniers sont nombreux, le bacille disparaît. C'est encore, tout au bas de l'échelle, la lutte pour la vie.

Sur des cultures dans l'eau de mer maintenues à l'étuve à 35°, les bacilles typhiques ne se rencontrent que jusqu'au 14e jour. Mais, sur des cultures à l'air extérieur, les bacilles sont encore vivants au bout de 21 jours et même quelquefois jusqu'à 60 jours (Cartwight).

*La conclusion c'est que le bacille typhique peut vivre longtemps dans l'eau de mer.*

Le *vibrion du choléra* vit et se multiplie dans l'eau de mer pendant 30 jours suivant de Giaxa ; — pendant 35 jours suivant Cassedebat.

En résumé, dit M. Mosny, ces recherches prouvent que non seulement on peut retrouver dans l'eau de mer nombre de bacilles pathogènes, et en particulier ceux de la fièvre typhoïde et du choléra dont l'ingestion est capable d'infecter l'organisme humain ; — elles prouvent encore que ces bactéries sont capables d'y végéter, de s'y multiplier, d'y conserver leur virulence pendant un temps fort long. Ainsi s'explique la possibilité de la transmission de certaines maladies infectieuses par les huîtres immergées dans des eaux contaminées. Et j'estime que telle est l'étiologie de tous les accidents provoqués par l'ingestion des mollusques.

## § II. — *Eau douce.*

Il est de notion vulgaire que le bacille typhique et le colibacille se trouvent, vivent et se multiplient dans l'eau douce et nous ne nous arrêterons pas sur ces faits. L'origine typhique de la fièvre est basée sur ces données.

————

## CHAPITRE IV

### CONTAMINATION DES PARCS

Les ostréiculteurs établissent leurs parcs à l'embouchure des fleuves de façon à amener dans les parcs un mélange d'eau de mer et d'eau douce. Le parc est établi à côté du fleuve, parfois dans son lit. Il est parfois loin de son embouchure, mais en aval du point mort de la marée de façon à permettre l'introduction du mélange d'eau de mer et d'eau douce.

Si les canaux d'amenée d'eau dans les parcs sont en mauvais état, les parcs peuvent être infectés. S'il se déverse dans ces canaux des eaux contaminées le danger est encore plus grand.

L'eau de mer venant du large n'est guère contaminée, il n'en est pas de même de l'eau douce. Sur les fleuves sont échelonnées des villes qui y déversent le contenu des égouts, contenu qui comprend des eaux usées et souvent des vidanges.

Il est rationnel de penser que la contamination de l'eau fluviale est en raison directe de la quantité des eaux d'égouts, en raison directe de leur degré de pollution. Les eaux des rues, les eaux de ménage contaminent certainement le fleuve, mais moins que les eaux de vidanges. La contamination de l'eau fluviale est en raison *inverse* du volume d'eau de ce fleuve. Plus le fleuve sera grand, moins grande sera sa contamination. Nous pouvons dire aussi qu'une petite ville placée sur un grand fleuve ne le contaminera guère, mais qu'une grande ville située sur un petit fleuve le contaminera davantage.

Les bactériologistes ont recherché pendant quelle longueur de trajet l'eau polluée par une ville restait contaminée. On s'accorde à dire que vingt kilomètres sont nécessaires pour que l'eau revienne au degré de pureté qu'elle avait avant la traversée de la ville contaminée.

Les causes d'épuration des fleuves sont : la lumière, la végétation aquatique, le mouvement (Pettenkoffer, Cassäet) ou le repos, la sédimentation (Mosny). Si une ville est placée sur le fleuve entre le point mort de la marée et son embouchure, l'eau contaminée est soumise à l'influence des marées.

Quand les eaux des égouts débouchent dans le fleuve au commencement du flot descendant, du *jusant*, elles sont entraînées au loin, en pleine mer, et l'épuration est vite produite.

Si, au contraire, les eaux d'égout ne débouchent dans le fleuve qu'à la dernière moitié du jusant, elles n'ont pas le temps d'aller s'épurer en pleine mer. Elles sont vite ramenées à leur point de départ et même au delà par le flot montant. Le fleuve est donc contaminé et comme c'est à ce moment que l'eau entre dans les parcs, nous voyons là une cause de leur contamination.

Dans la plupart des ports de l'Océan, les égouts ont, à leur embouchure, des *valves à clapet,* dites valves *à flot,* que le flot ferme automatiquement et qui s'ouvrent quand la pression extérieure de l'eau du fleuve devient moindre que la pression intérieure de l'eau de l'égout, c'est-à-dire pendant la dernière moitié du jusant.

Il est aisé de comprendre combien ce dispositif, ingénieux en apparence, aggrave la contamination des ports et celle des cours d'eau à l'embouchure ou sur le trajet marin desquels se trouvent des agglomérations de quelque importance. L'usage de ces valves à clapet doit donc être rigoureusement proscrit chaque fois qu'il s'agit d'égouts capables de contaminer des parcs ostréicoles (Mosny).

Si les parcs sont placés sur la rive où débouche l'égout la contamination sera plus intense.

L'eau de mer n'est contaminée que par l'eau des fleuves. Les impuretés du rivage, balayées par le flux et le reflux, ne sont que des quantités négligeables eu égard au volume de l'eau.

En somme l'eau des fleuves s'épure assez vite et assez complètement pour mettre, dans la majorité des cas, les parcs à l'abri de la contamination. Il n'en est pas de même si le parc est situé tout près d'un port, d'un égout ou d'un établissement insalubre.

Le voisinage des ports est une cause de contamination de l'eau et partant une cause de contamination des parcs.

La contamination d'un port sera en raison directe des bateaux qui y séjourneront, en raison directe du volume d'impuretés des eaux d'égout. Les ports dont l'entrée est fermée par des portes sont les plus dangereux. En effet, il n'y a alors communication avec la mer qu'au moment de la pleine mer, quand un bateau entre ou sort de ce port. Nous ne parlons toujours que de ceux situés sur l'Océan. Si le port est petit, s'il ne reçoit pas d'égouts et s'il communique librement avec la mer, la contamination de l'eau de ce port sera minime.

Le parc à huîtres doit être également éloigné de tout établissement insalubre. Dans son savant rapport, M. Mosny émet une hypothèse que le voisinage des usines de conserves de poisson peut être une cause de contamination. Sa crainte se base sur ces faits: dans les vases de la mer Morte on a trouvé des bactéries anaéorobies. Le *bacillus boticlinus* de von Ermengen a été également trouvé dans la saumure.

Par analogie, en associant ces deux faits, M. Mosny craint que la saumure contaminée ne vienne dans l'eau des parcs et ne la contamine à son tour.

## CHAPITRE V

### PARCS DU CALVADOS

Dans le Calvados, il existe quatre endroits où se trouvent des parcs : à Courseulles (embouchure de la *Seulles*), à Trouville (embouchure de la *Touques*), à Ouistreham (embouchure de l'Orne), à Saint-

Aubin (parc de vente et non d'engraissage), à Maisy
(embouchure de la *Vire*).

## § I. — *Courseulles.*

La majeure partie des parcs est située sur la rive
droite de l'avant-port d'où partent deux canaux
d'amenée qui vont desservir les parcs. Le Conseil
départemental d'hygiène a nommé une Commission
d'enquête qui a constaté que l'ensemble des parcs
était en bon état. Les canaux d'amenée laissaient à
désirer et la Commission a demandé l'établissement
de canaux en maçonnerie étanche et couverts. Ces
canaux débouchent dans l'avant-port à 100 mètres
des portes du bassin, à peu près en face de l'embouchure de la *Seulles* qui se trouve sur la rive
gauche. Sur ces canaux d'adduction sont placées
des vannes qui, levées aux pleines mers des marées,
permettent l'introduction de l'eau dans ces parcs.
On baisse les vannes quand on juge l'eau des parcs
bien renouvelée. Le sol des parcs est formé de gros
sable ; il est en général bien tenu. De temps à autre,
on met les parcs à sec et on enlève la vase qui
s'y est déposée.

Dans les parcs, on place des casiers en osier ou
en bois destinés à conserver vivants les homards et
les langoustes. Pour alimenter ces crustacés, on
leur jette des débris de viande et de poisson qui
peuvent devenir une cause d'infection.

La *Seulles* peut-elle être une cause d'infection
des parcs ? Je ne le pense pas pour une double rai-

son. Sur cette rivière ne se trouve aucune ville, aucune agglomération importante capable de contaminer l'eau. D'autre part, le volume d'eau douce qui entre dans les parcs est bien minime. Il est vrai que dans la *Seulles,* à l'extrémité sud du bassin, débouche l'égout de Courseulles. Mais cet égout n'y déverse que les eaux de pluie et les eaux ménagères, mais pas les eaux de vidanges.

A Courseulles, les fumières des cours ont été supprimées et les maisons possèdent des water-closets étanches ou des fosses d'aisances mobiles.

Le mouvement du port est peu considérable et partant n'est pas une cause de contamination.

## § II. — *Ouistreham.*

Il y a trois parcs à huîtres contigus les uns aux autres. Un seul est en service ; il est en bon état. Le canal d'adduction débouche, après un trajet de 100 mètres, sous la jetée gauche du canal, à 200 mètres du bassin. Il est fait avec des conduites en ciment. La rivière de l'*Orne* débouche à côté de la jetée droite, à 100 mètres au-dessous du canal d'adduction. Les portes du bassin ne s'ouvrent qu'au moment de la pleine mer et l'eau du bassin ne peut entrer dans le parc. La contamination du parc ne pourrait se faire que par l'eau de l'*Orne,* mais la quantité d'eau douce est bien minime, car nous nous trouvons à l'embouchure qui est très large en cet endroit. D'autre part, l'eau de l'*Orne* ne pourrait-elle pas, infectée par la ville de Caen, contaminer les parcs ? Je ne le pense pas parce que nous avons, entre Caen et l'embouchure de ce fleuve, une distance de seize kilomètres pendant laquelle l'épuration se fait d'une façon suffisante.

§ III. — *Saint-Aubin-sur-Mer.*

L'hôtel de la Terrasse, à Saint-Aubin, possède un parc à huîtres dont le fond est cimenté.

Il est adossé à l'écurie de l'hôtel et à des water-closets. Le canal d'adduction va à 100 mètres de là déboucher sur la plage. On a établi juste au-dessus un urinoir.

Le parc n'est plus en service ; sans cela, il serait indispensable de demander la suppression de l'urinoir et des water-closets.

§ IV. — *Trouville.*

Les parcs sont situés sur la rive gauche de la *Touques,* à un kilomètre de Trouville. En amont, nous avons les villes de Lisieux à vingt-neuf kilomètres et de Pont-l'Évêque à douze kilomètres qui déversent dans la rivière les vidanges et les eaux d'égout. Mais la *Touques* présente de nombreux méandres qui doublent la distance entre ces villes et les parcs ; d'autre part, le port de Trouville ne possédant guère que des bateaux de pêche, il n'y a pas grand danger de contamination. De plus, les égouts de Trouville ne contiennent que des eaux pluviales et les eaux des rues, sans vidanges (ces dernières sont enlevées par le système Liernur).

Les parcs peuvent donc être considérés comme salubres.

## § V. — *Maisy*.

Les parcs de Maisy (1) étaient situés dans l'ancien fort Samson. L'eau de mer y entrait seule sans mélange d'eau douce. Il n'y avait aux alentours aucune cause d'infection ou de contamination. Ces parcs n'étaient qu'un réservoir, une réserve où on déposait, avant l'expédition, les huîtres grasses.

L'engraissement était obtenu par le dépôt, le parcage des huîtres en pleine mer dans une certaine étendue des roches de Grandcamp ou mieux de Maisy, dite « Concession Guinehaut ». L'engraissement avait donc lieu en pleine mer, tout à fait à l'entrée de la baie des Veys, sorte de large estuaire dans lequel viennent se jeter la *Vire* et les rivières de Carentan.

L'eau qui baigne les rochers de Maisy peut encore renfermer une petite quantité d'eau douce.

Du reste, c'est dans cette baie des Veys que se reproduit la moule dite d'Isigny si appréciée des amateurs. L'huître de Guinehaut, comme sa parente la moule, était excellente. Maintenant les parcs sont abandonnés. Une des grandes causes de l'insuccès de leur exploitation a été l'hostilité des pêcheurs d'Isigny. La concession Guinehaut était

(1) Je dois à l'obligeance de mon ami, M. le D<sup>r</sup> Richard, d'Isigny, la plupart des renseignements suivants.

située au milieu des moulières et il était défendu aux pêcheurs d'y pêcher des moules. La Société, non seulement ne put jamais les empêcher d'enfreindre cette défense, mais encore ils pillèrent indignement les parcs à huîtres.

Combien cet abandon des parcs de Maisy est fâcheux ? L'huître s'engraissant dans la baie était excellente. La contamination ne pouvait pas se produire par la *Vire* bien que cette rivière reçoive le tout à l'égout de la ville de Saint-Lô. Mais il y a entre Saint-Lô et la baie des Veys une distance de quarante et un kilomètres. De plus, la *Vire* est canalisée. Son cours ralenti provoque une sédimentation qui est une cause efficace de purification.

Reste la contamination possible par les rivières de Carentan, contamination peu probable.

D'ailleurs l'hypothèse de cette contamination n'entraînait aucun danger puisque l'huître, retirée de la baie, était placée dans les parcs du fort Samson. Ce séjour dans l'eau de mer pure ne remplit-il pas justement le vœu de l'Académie de médecine que nous allons voir au chapitre de la prophylaxie ?

## CHAPITRE VI

### Prophylaxie et Conclusions

En 1896, l'Académie de médecine a émis le vœu suivant : « L'Académie de médecine, convaincue que la consommation d'huîtres ayant séjourné dans un parc dont l'eau est polluée peut déterminer des accidents gastro-intestinaux et même la fièvre typhoïde avec ses graves conséquences, émet le vœu que l'autorité compétente fasse surveiller l'aménagement des parcs du littoral ainsi que les importations étrangères et exige que les huîtres provenant de localités reconnues contaminées soient placées, pendant huit jours avant leur vente, sur un point de la côte baigné par l'eau pure de mer ».

Le séjour dans de l'eau de mer pure pendant huit jours serait une mesure suffisante pour débarrasser les mollusques de toute contamination. Ce vœu est basé sur l'expérience de R. Boyce, citée plus haut. Cet auteur fait disparaître, en un laps de temps de 1 à 7 jours, le bacille typhique d'huîtres vivant en un milieu infecté, en les déposant dans un courant d'eau de mer pure.

M. Sacquépée a confirmé l'expérience de Boyce. L'huître se débarrasse du contage par le fonctionnement de ses organes respiratoires. Il y a un incessant appel d'eau qui baigne les organes.

Il suffit de voir l'eau sortir des valves du mollusque absolument clarifiée et filtrée pour soupçonner ce qu'elle lui abandonne, même en tenant compte de ce qui peut être rejeté dans le milieu cosmique sous forme d'excréments, etc. Il est impossible d'apprécier ce qui reste dans l'organisme. Aussi est-on en droit de se demander comment l'ingestion des huîtres, parquées dans des conditions suspectes, ne provoque pas plus souvent d'accidents.

Peut-être faut-il invoquer la phagocytose, qui se mani-

feste chez l'huître avec une activité exceptionnelle? Mais,
si puissante que soit l'intervention des phagocytes, elle ne
suffira pas toujours à faire disparaître les germes pathogènes ou à atténuer l'effet de leur pénétration (Chatin).

Mais le séjour de huit jours dans de l'eau de mer
n'est pas possible d'une façon habituelle ; il serait
coûteux et difficile.

M. Mosny considère ce moyen comme peu prati-
que, il demande seulement de supprimer, lorsque
cela sera possible, la cause de la contamination.

L'ostréiculteur lui-même a intérêt à supprimer
cette cause. Cela sera parfois plus économique
pour lui et il conservera intact le bon renom qui
s'est attaché à sa maison.

Les huîtres ne sont plus un mets de luxe, tout le
monde en mange. Il ne faut donc pas que la suspicion règne sur les ostréiculteurs. Ils ont tout intérêt
à s'entendre entre eux et à obliger leurs confrères
à suivre les prescriptions hygiéniques.

Nous pouvons formuler, au point de vue général,
les conditions requises par l'hygiène pour l'établissement des parcs et le commerce des huîtres :

1º Les parcs ne doivent pas être en communication avec l'eau des ports fermés par des portes, eau
souvent contaminée par les égouts.

2º Les égouts des villes situées auprès des parcs
ne doivent laisser évacuer leurs eaux dans le fleuve
que pendant la première moitié du jusant. Les eaux
sont ainsi portées au large et épurées par la mer.

3º L'orifice d'entrée de l'eau dans les parcs devra

être placé de façon à permettre seulement l'ad-
mission de l'eau à la fin du flot ascendant, à la
pleine mer et à la première partie du jusant.

Dans ces conditions, l'eau venant de la mer avec le flot
ascendant remonte dans le fleuve, charrie et balaie les
impuretés qui sont refoulées en amont. Mais le flot aug-
mente d'étendue, de capacité et il présente une eau relativement pure (toujours dans la condition de l'ouverture des
bouches d'égout au moment de la première partie du
jusant). Le niveau de l'eau s'élève et à la fin du flot ascendant entre dans les parcs. Cette eau s'y maintient comme
dans des vases communicants sans présenter de courants.
Avec le jusant, elle diminue et la communication est
interrompue.

4° Les parcs devront être placés en amont du
débouché des égouts et loin de cette ouverture, sur
la rive opposée de préférence.

5° Il est désirable d'établir, comme pour le cap-
tage des sources, un périmètre de protection au-
tour des parcs.

Il serait interdit d'établir en dedans du périmètre
des usines insalubres, des égouts, d'y mettre des
décombres, des matières organiques, du fumier.
Les eaux de lavage ne seront jamais déversées
dans les canaux d'adduction. Les fosses d'aisances
doivent être surveillées et absolument étanches.

6° On ne devra pas laisser séjourner, comme on
le fait trop souvent, des ustensiles (paniers, râteaux)
dans le bord de l'eau des parcs.

Les boîtes à poisson ne seront jamais placées

dans des parcs contenant des huîtres ; elles seront placées dans les parcs qui ne sont pas en service.

7° Les marchands ne devront jamais laver les huîtres avec une eau contaminée ni y plonger leurs paniers.

8° Les canaux d'adduction seront établis en maçonnerie depuis la vanne d'entrée du parc jusqu'à leur embouchure dans l'avant-port. Ils seront couverts et, à leur embouchure dans le fleuve, ils présenteront une grille en fer capable d'arrêter tout corps étranger, comme des cadavres de petits animaux.

Souvent, les parcs sont placés sur des terrains appartenant à l'État et, en l'espèce, au ministère de la marine, et loués à des particuliers. On a objecté que, dans ce cas, il serait difficile de faire appliquer les règlements. On se renverrait de la *marine* à *l'intérieur*.

Je pense qu'avec la loi du 15 février 1902, le maire a pleins pouvoirs pour mettre dans son règlement sanitaire toutes dispositions nécessaires pour sauvegarder l'hygiène.

La loi n'est-elle pas formulée ainsi :

Art. 1er. — Dans toute commune, le maire est tenu, afin de protéger la santé publique, de déterminer, après avis du conseil municipal et sous forme d'arrêtés municipaux portant règlement sanitaire :

1° Les précautions à prendre, en exécution de l'article 97 de la loi du 5 avril 1884, pour *prévenir* ou faire cesser les maladies transmissibles visées à l'article 4 de la présente loi.

Si le maire ne veut ou ne peut prendre ces précautions sanitaires, le préfet est armé pour se substituer à l'inertie du maire.

Art. 3. — En cas d'urgence, c'est-à-dire en cas d'épidémie ou d'un autre danger imminent pour la santé publique, le préfet peut ordonner l'exécution immédiate, tous droits réservés, des mesures prescrites par les règlements sanitaires prévus par l'article premier. L'urgence doit être constatée par un arrêté du maire et, à son défaut, par un arrêté du préfet, que cet arrêté spécial s'applique à une ou plusieurs personnes ou qu'il s'applique à tous les habitants de la commune.

On peut objecter qu'il n'y a pas d'urgence, mais la phrase suivante, « d'un autre danger pour la santé publique », ne peut-elle pas viser des parcs infectés dont les huîtres vont, à leur tour, infecter les personnes qui les ingéreront ?

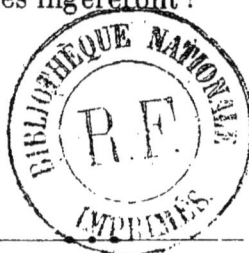

Caen. — Imp. H. Delesques, rue Froide, 2 et 4.